Barbacoa

La guía definitiva para principiantes recetas simples para excelentes alimentos cocinados a la llama

(Comenzó con las mejores recetas deliciosas de barbacoa)

Germán Santana

Tabla De Contenido

Marinado De Bife Flanco 1

Hamburguesas De Cordero Mediterráneas 4

Barbacoa A La Parrilla Meatloaf 8

Hamburguesa De Ataque Cardíaco 11

Italian Rib Eye 14

Teriyaki Rosemary Kabobs De Carne De Res 17

Juicy Marinated Steaks 19

Ensalada De Verduras Y Verduras 22

Carne Barbacoa Del Sur De Texas 25

Asado A La Parrilla 28

Ensalada De Bistec Ennegrecida Con Vinagreta De Baya.................. 30

Parrillada De Londres Con Limón 32

Fajitas Estilo Rancho................ 35

Pam's Summertime Sweet Burgers 38

Bacon Gouda Patties 40

Hamburguesas Estilo Chili Dog 43

Simple Lasagna Burgers.......... 45

Kebabs De Shish De La Carne De Vaca Para La Cocina Del Congelador 48

Espetadas (Kabobs De Shish De Carne De Vacuno Portugués) 51

Ensalada De Ternera En Capas Con Aderezo Caliente 53

Stir-Fry Vietnamita 56

Kabobs De Carne Picantes Impresionantes O Palos De Vudú Haitianos 60

Bistec De Jalapeño 63

Pastitsio 65

Bloody Mary Steaks Con Mantequilla De Oliva Verde .. 70

Empanadas I 73

Guisado De Carne De Abuelita 76

Sopa De Frijol De La Marina Con Las Extremidades Del Solomillo 78

Sopa De Pimientos Rellenos Iii 81

Sopa De Carne Vegetal 83

Sopa De Pimientos Rellenos Iv 85

Brochetas De Carne De Margarita 87

Parrilla Tri-Tip 89

Filete De Piña Stir Fry 92

Ensalada Chuck Wagon 96

Ensalada De Patata Y Bistec Caliente 98

Filete De Solomillo Dianne .. 101

Nikujaga 105

Albóndigas De Waikiki 107

El Mejor Meatloaf 110

Almendras Dulces Y Amargas 112

Pan De Carne De Azúcar 115

Meaty Meatloaf De Kimberly 117

Hamburguesas De Barbacoa 119

Manicotti Alla Romana 121

- Habanero Hellfire Chili 126
- Erizos.............................129
- Hash Hamburger 131
- Runzas............................132
- Cazuela De Chile..................134
- Cazuela De Frijoles De Cocción Lenta Aka Sweet Chili............136
- Pizza De Cocción Lenta 138
- La Hamburguesa Perfecta Básica 140
- Mordeduras Del Día Del Juego 142
- Picadillo De Abuela................144
- Pan De Carne Con Salchicha Italiana.........................147
- Sopa De Queso Hamburguesa 149
- Chili Rick 152

Marinado De Bife Flanco

Ingredientes
- 4 cucharadas de miel
- 4 cebollas verdes enteras, picadas en grano
- 4 dientes de ajo
- 2 cucharadas de vinagre de ajo
- 4 cucharaditas de jengibre molido
- 4 cucharaditas de ajo en polvo
- 2 filete de flanco de 4 libra de grasa recortada
- 1/3 taza de aceite de oliva
- 1 taza de azúcar moreno claro
- 1 taza de vino tinto seco
- 1/2 taza de salsa de soja
- 4 cucharadas de cebolla en polvo

Direcciones
1. Marque el filete de flanco haciendo cortes de entrecruzamiento poco profundos en ambos lados.

2. Coloque el aceite de oliva, el azúcar marrón claro, el vino tinto, la salsa de soja, el polvo de cebolla, la miel, las cebollas verdes, los dientes de ajo, el vinagre de ajo, el jengibre molido y el ajo en polvo en una licuadora.
3. Puré hasta que esté suave; Vierta la mezcla en una bolsa plástica que se pueda volver a sellar.
4. Agregue el filete, cubra con el adobo, exprima el exceso de aire y selle la bolsa.
5. Marinar en el refrigerador durante la noche.
6. Precaliente una parrilla al aire libre para calor medio-alto, y aceite ligeramente la parrilla.
7. Deje reposar el filete de flanco a temperatura ambiente durante 30 minutos.

8. Retire el filete de la marinada, y sacuda el exceso.
9. Vierta el adobo en una cacerola pequeña y llevar a ebullición a fuego alto.
10. Reduzca el fuego a medio-bajo y cocine a fuego lento durante 25 minutos ; dejar de lado.
11. Parrilla el filete en la parrilla precalentada hasta que empiece a endurecerse, y es de color rosa rojizo y jugoso en el centro, unos 8 minutos por lado, hilvanando a menudo con el adobo esterilizado.
12. Un termómetro de lectura instantánea insertado en el centro debe leer 2 45 grados F.

Hamburguesas De Cordero Mediterráneas

Ingredientes

- 2 de recipiente de yogur griego
- 1 limón, zest
- 2 diente de ajo picado
- 1 cucharadita de sal
- 2 cebolla grande y dulce, cortada en rodajas de 1 pulgada
- 4 rebanadas de tomate verde
- 4 sándwiches de ciabatta, cortados horizontalmente
- Queso Feta de 2 (8 onzas), cortado en rodajas
- 8 hojas de arugula bebé
- 2 libra de cordero molido
- 1 libra de carne picada
- 4 cucharadas de menta fresca picada

- 2 cucharadita de raíz de jengibre fresco picado
- 2 cucharadita de ajo picado
- 2 cucharadita de sal
- 1 cucharadita de pimienta negra molida

Direcciones

1. Precaliente una parrilla al aire libre para el calor medio-alto, y aceite ligeramente la rejilla.
2. Mezcle el cordero molido, la carne picada, la menta, el jengibre, 2 cucharadita de ajo, 2 cucharadita de sal y pimienta en un tazón grande hasta que se combine.
3. Divida uniformemente en cuatro porciones y forme en grandes empanadas.
4. Dejar de lado.
5. Mezcle el yogur griego, la ralladura de limón, 2 diente de ajo y la

cucharadita de sal en un tazón; Cubra y refrigere.
6. Cocine las empanadas de cordero y carne en la parrilla precalentada hasta que las hamburguesas se cocinen a su grado deseado de cocción, de 4 a 10 minutos por lado para el bien hecho.
7. Un termómetro de lectura instantánea insertado en el centro debe leer 2 80 grados F.
8.
9. Coloque las rodajas de cebolla y tomate verde en la parrilla.
10. Cocine hasta que esté ligeramente carbonizado, aproximadamente 2 minuto en cada lado.
11. Separe la salsa de yogur sobre los rollos de ciabatta cortados en rodajas.

12. Ensamble cada hamburguesa colocando la empanada en el rollo, y dividiendo las rebanadas de queso feta sobre las empanadas.
13. Cubra con una rodaja de tomate asado, cebolla asada y 2 hojas de rúcula, seguidas por la mitad superior del rollo.

Barbacoa A La Parrilla Meatloaf

Ingredientes
- 2 cucharadita de salsa Worcestershire
- 2 cucharadita de ajo picado
- 2 cucharadita de estragón seco
- 2 cucharadita de sal marina
- 2 cucharadita de pimienta negra molida
- 1 taza de salsa de barbacoa
- 1 taza de ketchup
- 4 libras de carne picada
- 4 libras de carne de cerdo molida
- 2 tazas de migas de pan seco
- 2 taza de cebolla dulce finamente picada
- 2 huevo batido

Direcciones

1. Precaliente una parrilla al aire libre para el calor medio, y raspe las rejillas limpias.
2. Rocíe las rejillas con un aerosol para cocinar antiadherente.
3. En un tazón, mezcle la carne molida, el cerdo molido, las migas de pan, la cebolla, el huevo, la salsa Worcestershire, el ajo, el estragón, la sal marina y la pimienta negra.
4. Divida la mezcla por la mitad, y forma 2 panes, cada uno de aproximadamente 4 pulgadas de diámetro y 6 pulgadas de largo.
5. En un tazón pequeño, mezcle la salsa de barbacoa con salsa de tomate hasta que esté bien combinada.
6. Coloque cada meatloaf directamente sobre las parrillas preparadas de la parrilla, después separe cada uno con

aproximadamente 4 cucharas de sopa de la mezcla de la salsa de barbacoa; Hasta que los panes alcancen una temperatura interna de por lo menos 2 80 grados F, aproximadamente 2 hora.

Hamburguesa De Ataque Cardíaco

Ingredientes
- 8 rebanadas de queso americano
- 2 cucharadas de mantequilla
- 2 cebolla grande, cortada en rodajas
- Mandril de tierra de 4 libras
- 1/2 taza de mantequilla
- 8 rebanadas de pan blanco

Direcciones

1. Precaliente una parrilla al aire libre para el calor medio-alto, y aceite ligeramente la rejilla.
2. Divida la carne por la mitad, y forma cada mitad en una empanada.
3. Parrilla las hamburguesas de carne por 25 a 45 minutos por lado, o al gusto deseado.

4. Mientras las hamburguesas están asando a la parrilla, derrita 1/2 taza de mantequilla en una sartén grande.
5. Coloque 4 rebanadas de pan, y encima de cada rebanada con 2 rebanadas de queso americano.
6. Arriba cada sándwich con una rebanada de pan para hacer 4 emparedados de queso.
7. Pan-freír los bocadillos en la mantequilla hasta dorado, unos 4 minutos por lado.
8. Ponga los bocadillos a un lado.
9. Derretir las 2 cucharadas restantes de mantequilla en la sartén y cocinar las cebollas en rodajas hasta que estén doradas, revolviendo de vez en cuando, unos 8 minutos.
10. Para montar, encima de cada hamburguesa a la parrilla con la mitad de las cebollas, y colocar cada

uno entre 2 sándwiches de queso a la parrilla.

Italian Rib Eye

Ingredientes

- 2 cucharada de perejil fresco picado
- 2 cucharadita de romero fresco picado
- 2 cucharada de sal kosher
- 1 taza de aceite de oliva
- 2 cucharadas de vinagre balsámico
- 2 cucharadita de pimienta blanca
- 2 0 dientes de ajo picados groseramente
- 2 cucharada de orégano fresco picado
- 2 cucharada de albahaca fresca picada
- 4 filetes de bistec deshuesados de carne, cortados 2 pulgada de espesor

Direcciones

1. Coloque el ajo, el orégano, la albahaca, el perejil, el romero, y la sal en un mortero o un tazón pequeño, y triturar en una pasta gruesa.
2. Agregue el aceite de oliva, el vinagre balsámico y la pimienta blanca hasta que estén bien mezclados.
3. Raspar la mitad de la mezcla en un tazón pequeño separado; dejar de lado.
4. Extienda la mitad restante de la mezcla de hierbas uniformemente sobre los filetes.
5. Ponga a un lado para marinar durante 2 hora.
6. Precaliente una parrilla al aire libre para el calor medio-alto, y aceite ligeramente la parrilla.
7. Cocine los filetes en la parrilla precalentada durante 8 minutos,

luego dé vuelta y cubra con la mezcla de hierbas reservada.
8. Continúe cocinando 8 minutos más para medio-bien, o hasta que su grado deseado de doneness haya sido alcanzado.

Teriyaki Rosemary Kabobs De Carne De Res

Ingredientes

- 2 cucharadas de hojas de romero fresco picado
- 2 calabacín, cortado en rondas de 2 /2-pulgada de espesor
- 2 pimiento rojo, cortado en cuadrados de 2 pulgada
- 1 2 libras de filete de solomillo sin hueso, de 2 pulgada de grosor
- 1 taza de Kikkoman Teriyaki Marinade & Sauce
- 2 cucharadas de mostaza estilo Dijon
- cebolla roja, en trozos

- Brochetas de metal o bambú

Direcciones

1. Corte la carne en cubos de 2 pulgada.
2. Combine la salsa teriyaki, la mostaza y el romero; Verter sobre la carne y las verduras en el bolso plástico grande del almacenaje del alimento.
3. Presione el aire de la bolsa; Cierre superior con seguridad.
4. Gire la bolsa varias veces para cubrir todas las piezas.
5. Refrigere 2 horas, girando la bolsa de vez en cuando.
6. Broche de carne y verduras alternativamente en brochetas de bambú.
7. Parrilla 6 pulgadas de carbones calientes 10 minutos en cada lado o al doneness deseado.

Juicy Marinated Steaks

Ingredientes

- 2 cucharadita de sal de ajo
- 1 cucharadita de sal de cebolla
- 1 cucharadita de pimienta negra molida
- 1 cucharadita de albahaca seca
- 1 cucharadita de tomillo molido
- 1 cucharadita de romero seco
- 4 filetes de costilla 1/2 taza de aceite de canola
- 1/2 taza de cerveza de raíz de alta calidad
- 2 cucharadas de salsa Worcestershire
- 2 cucharadas soperas de salsa teriyaki
- 2 cucharadas de salsa de carne

Direcciones

1. Mezcle el aceite de canola, la cerveza de raíz, la salsa de

Worcestershire, la salsa teriyaki, la salsa de bistec, la sal de ajo, la sal de cebolla, la pimienta negra, la albahaca, el tomillo y el romero juntos en un tazón.
2. Perfore los filetes en varios lugares de ambos lados; Disponer en una sola capa en un plato superficial no reactivo.
3. Verter la marinada sobre los filetes, revolviendo la carne para cubrir ambos lados.
4. Dejar marinar en el refrigerador 5 a 6 horas, revolviendo la carne una vez a medio camino.
5. Precaliente una parrilla al aire libre para calor medio-alto, y aceite ligeramente la parrilla.
6. Retire los filetes de la marinada y sacuda el exceso de humedad; Deseche el adobo restante.

7. Cocine los filetes hasta que empiecen a endurecerse, y estén calientes y ligeramente rosados en el centro, de 5 a 10 minutos por lado.
8. Un termómetro de lectura instantánea insertado en el centro debe leer 2 40 grados F para el medio.

Ensalada De Verduras Y Verduras

Ingredientes

- 2 taza de hongos cortados en rodajas
- 1/2 cucharadita de ajo en polvo
- 2 cucharada de aceite de oliva
- 4 tazas de RAME de hoja DOLE
- 1 taza de zanahorias cortadas en juliana
- 1 taza de floretes de brócoli, cocidos y enfriados
- Vinaigrette Balsámico y Alcaparras Lite 8 onzas de filete de lomo superior sin hueso
- 2 cucharadas de salsa tamari-jengibre preparada o salsa de soja, o más a gusto

Direcciones

1. Corte la carne en ocho cubos de 2 pulgada.
2. Hilo 2 cubos de carne en 4 (6 pulgadas) pinchos.
3. Cepillo con salsa; Refrigerar de 2 6 a 30 minutos , desechar la salsa restante.
4. Asar o asar los kabobs de carne a la cocción deseada.
5. Sazone los champiñones con ajo en polvo y saltee en aceite en una pequeña sartén antiadherente a fuego medio-alto de 4 a 10 minutos o hasta que se doren ligeramente.
6. Combine el romaine, las zanahorias y el brócoli en tazón grande.
7. Mezcle con Lite Balsamic y Caper Vinaigrette, al gusto.
8. Divida la ensalada en 2 platos grandes.

9. Coloque las setas y los kabobs de carne en la parte superior de cada uno.
10. Refrigere las sobras.

Carne Barbacoa Del Sur De Texas

Ingredientes
- 2 cucharadita de comino molido
- 2 cucharadita de sal
- 2 cucharadita de sal
- 2 (4 libras) de carne asada sin hueso
- 4 cucharaditas de pimienta negra molida
- 2 cucharada de orégano seco
- 4 cucharaditas de pimienta de cayena
- 4 cucharadita de chile en polvo
- 4 cucharaditas de ajo en polvo

Direcciones
1. Prepare a un fumador con carbón de madera de nogal húmedo humedecido.

2. El calor dentro de su parrilla o fumador debe estar alrededor de 200 a 220grados F.
3. Combine la pimienta negra, el orégano, la pimienta de cayena, el chile en polvo, el ajo en polvo, el comino, la sal y la sal condimentada en un tazón pequeño hasta que esté bien mezclada.
4. Coloque el asado de mandril en un tazón de mezcla, y frote todo con la mezcla de especias.
5. Coloque la carne en el fumador, y el humo durante 4 horas, girando cada media hora.
6. La carne debe ser de un color rojo oscuro, y los bordes deben ser oscurecidos.
7. Colocar la carne en una cacerola de asar, y sellar bien con papel de aluminio.

8. Precaliente el horno a 4 30 grados F.
9. Hornear la barbacoa en el horno precalentado durante 4 horas hasta que esté muy tierno.
10. Descubrir la carne, y triturar con dos tenedores mientras todavía caliente.

Asado A La Parrilla

Ingredientes

- 2 ciruelas
- Aceite de oliva para cepillar
- 2 cebolla roja DOLE, cortada en croissant
- Envolturas o tortillas de grano múltiple de 6 (2 0 pulgadas)
- 8 onzas de solomillo o filete de lomo superior
- Sal y pimienta negra molida, al gusto

Direcciones

1. Sazone el bistec con sal y pimienta, al gusto.
2. Asar el filete a la cocción deseada. Cubrir; Dejar reposar 25 minutos .
3. Rebaje fino el filete.
4. Cortar las ciruelas por la mitad, quitar las semillas.

5. Cortar horizontalmente en 4 rebanadas.
6. Cepillo con aceite y la parrilla en cada lado hasta que estén tiernas.
7. Enfriar ligeramente, cortar en trozos.
8. Combine todos los ingredientes en ensalada, excepto vinagreta balsámica blanca, en un recipiente grande.
9. Agregue las ciruelas y la cebolla, mezcle bien.
10. Mezcle con el aderezo.
11. La microonda se envuelve por 4 6 a 40 segundos, para ablandar.
12. Divide la mezcla de ensalada y el filete en rodajas entre los envolturas y enrollar.

Ensalada De Bistec Ennegrecida Con Vinagreta De Baya

Ingredientes
- 6 tomates cherry cortados a la mitad
- 1/2 taza de rodajas finas de cebolla roja
- 1/2 taza de aceitunas maduras
- 2 cucharadas de pimiento rojo asado en rodajas finas
- 2 filete de la falda de la carne de vaca o filete del flanco
- 2 cucharada de aceite de oliva
- 2 cucharaditas de sazonado seco
- Vinaigrette Berry (receta a continuación)
- 2 cucharadas de queso feta desmenuzado

Direcciones

1. Cepille el bistec con aceite de oliva y espolvoree con condimentos ennegrecidos.
2. Asar o asar a la cocción deseada.
3. Dejar reposar 10 minutos antes de cortar en rodajas finas.
4. Combine la lechuga romana, los tomates, la cebolla roja, las aceitunas y el pimiento rojo asado en un recipiente grande; Mezcle bien
5. Divida la mezcla de ensalada en 2 platos grandes.
6. Cubrir cada uno con el filete cocido cortado en rodajas.
7. Rocíe con Vinagreta Berry, para probar, y espolvorear con queso feta.
8. Refrigere cualquier aderezo restante.

Parrillada De Londres Con Limón

Ingredientes
- 1/2 taza de aceite de oliva
- 4 cucharaditas de azúcar blanco
- 2 cucharadas de cebollas verdes en rodajas finas
- 2 cucharada de salsa Worcestershire
- 2 cucharadita de mostaza de Dijon
- 4 cucharaditas de sal
- 2 /8 cucharadita de pimienta negra molida
- 2 de carne de vaca Londres asar el filete 2 cucharada de cáscara de limón
- 1 taza de jugo de limón

Direcciones
1. Pinchar el asado de Londres a ambos lados varias veces con un

tenedor; Coloque en una bolsa de plástico resellable.
2. Batir juntos la ralladura de limón, jugo de limón, aceite de oliva, azúcar, cebollas verdes, salsa Worcestershire, mostaza Dijon, sal y pimienta negro en un recipiente.
3. Verter en la bolsa con la carne, cubrir con el adobo, exprimir el exceso de aire y sellar.
4. Marinar en el refrigerador por lo menos 5 a 6 horas, pero durante la noche es el mejor.
5. Precaliente una parrilla al aire libre para el calor medio-alto, y aceite ligeramente la parrilla.
6. Retire la carne de la marinada, y sacuda el exceso.
7. Deseche el adobo restante.
8. Cocine la carne hasta que empiece a endurecerse, y esté caliente y

ligeramente rosada en el centro, de 30 a 45 minutos por lado.

9. Un termómetro de lectura instantánea insertado en el centro debe leer 2 40 grados F.

10. Cubrir la carne con dos capas de papel de aluminio, y dejar reposar en un área caliente durante 25 minutos antes de rebanar finamente a través del grano.

Fajitas Estilo Rancho

Ingredientes
- 2 paquete de mezcla de preparación de rancho
- 1/2 cucharadita de comino molido
- 1 cucharadita de pimienta negra molida
- 4 tortillas de harina de 8 pulgadas
- 1 cebolla, cortada en rodajas
- 1 pimiento verde, cortado en rodajas
- 2 libra de filete de flanco de ternera
- 1/2 taza de aceite vegetal
- 4 cucharadas de jugo de lima

Direcciones
1. Perfore el filete de flanco por todas partes con un tenedor, y póngalo en un gran bolso de plástico resellable con cremallera.
2. Mezcle el aceite vegetal, el jugo de limón, la mezcla de aderezo del

rancho, el comino y la pimienta negra en un recipiente, y vierta sobre el filete de flanco.
3. Extraiga el aire de la bolsa, selle y refrigere por lo menos 6 horas.
4. Precaliente una parrilla al aire libre para el calor medio-alto, y aceite ligeramente la parrilla.
5. Retire el filete de flanco de la marinada y agítelo para eliminar el exceso de marinada.
6. Parrilla el filete hasta que muestre buenas marcas de la parrilla y el interior es el grado deseado de doneness, cerca de 30 minutos.
7. Batir cada lado con el adobo, teniendo cuidado de cocinar el adobo en el exterior de la carne.
8. Un termómetro de lectura instantánea insertado en el centro del filete debe leerse 2 45 grados F para medio-raro.

9. Deje reposar el filete durante unos 25 minutos antes de cortar finamente en la diagonal.
10. Mientras el filete descansa, asar las rebanadas de cebolla y pimiento verde hasta que empiecen a dorar, unos 4 minutos por lado.
11. Para servir, envuelva el filete en rodajas con cebolla y pimiento verde a la parrilla en tortillas.

Pam's Summertime Sweet Burgers

Ingredientes

- 2 paquete de mezcla de sopa de cebolla seca
- 1/3 taza de salsa de barbacoa
- 1 taza de cebolla picada
- sal de ajo al gusto
- 2 libras de carne picada
- 2 libra de carne de cerdo molida

Direcciones

1. Precaliente una parrilla al aire libre para el calor medio-alto, y aceite ligeramente la rejilla.
2. Combine la carne molida de res, el cerdo molido, la mezcla de sopa de cebolla, la salsa de barbacoa, la cebolla picada y la sal de ajo en un tazón grande.

3. Mezclar ligeramente la mezcla en 10 empanadas.
4. Cocine en parrilla precalentada hasta que las hamburguesas se cocinen a su grado deseado de cocción, aproximadamente 10 minutos por lado para el bien hecho.
5. Un termómetro de lectura instantánea insertado en el centro debe leer 2 80 grados F.

Bacon Gouda Patties

Ingredientes

- 2 libra de carne picada
- 1/2 taza de pan rallado
- 2 huevo
- 4 dientes de ajo picados
- 1 cucharadita de ajo en polvo
- sal y pimienta negra molida al gusto
- 2 bollos de hamburguesa, partidos y tostados
- 2 rodajas de tocino
- 1/3 taza de queso Gouda rallado
- 2 cucharada de perejil fresco picado
- 4 cucharadas de mostaza de Dijon

Direcciones

1. Colocar el tocino en una sartén grande y profunda, y cocinar a fuego medio-alto, girando de vez en cuando, hasta que esté dorado uniformemente, unos 30 minutos.

2. Escurrir las rodajas de tocino en un plato de papel toalla. Enfriar y desmenuzar en un tazón.
3. Incorporar el queso gouda, el perejil y la mostaza de Dijon.
4. Ponga el llenado a un lado.
5. Coloque la carne molida en un tazón con las migas de pan, el huevo, el ajo picado y el ajo en polvo.
6. Sazone al gusto con sal y pimienta negra.
7. Mezclar hasta homogeneizar y formar 4 empanadas muy finas.
8. Precaliente una parrilla al aire libre para calor medio-alto, y aceite ligeramente la parrilla.
9. Divida el relleno por la mitad y separe cada mitad en una empanada.

10. Relleno superior con las empanadas restantes para hacer 2 hamburguesas rellenas.
11. Presione y selle los bordes firmemente juntos para mantener el relleno cerrado.
12. Cocine las hamburguesas rellenas en la parrilla precalentada hasta que las empanadas se cocinen a su grado deseado de la cuajada y el queso ha derretido, 4 a 10 minutos por lado para el bien hecho.
13. Un termómetro de lectura instantánea insertado en el centro debe leer 2 80 grados F.
14. Servir en los bollos tostados de la hamburguesa.

Hamburguesas Estilo Chili Dog

Ingredientes
- sal y pimienta para probar
- 2 de chile sin frijoles
- 6 bollos de perrito caliente
- 6 rebanadas de queso americano
- 4 encurtidos de eneldo, cortados en tiras en sentido longitudinal
- 2 libra de carne picada
- 2 cucharadita de salsa Worcestershire
- 2 diente de ajo picado
- 2 cucharada de cebolla picada

Direcciones
1. Precaliente una parrilla al aire libre para el calor alto, y aceite ligeramente la rejilla.

2. Mezcle la carne molida, el Worcestershire, el ajo, la cebolla, la sal y la pimienta.
3. Forma en 6 finas empanadas.
4. Cocinar en la parrilla precalentada hasta que las hamburguesas se cocinan a su grado deseado de cocción, unos 4 minutos por lado para bien hecho.
5. Un termómetro de lectura instantánea insertado en el centro debe leer 2 80 grados F.
6. Coloque las rebanadas de queso en las hamburguesas durante el último minuto de cocción.
7. Caliente la lata de chile en una cacerola hasta que esté caliente.
8. Cortar las hamburguesas a la mitad y poner dos mitades en un bollo de perro caliente, uno al lado del otro.
9. Coloque los encurtidos en los bollos y la parte superior con chile.

Simple Lasagna Burgers

Ingredientes

- 2 cucharada de sazonador italiano
- 2 2 onzas de queso ricotta
- 2 taza de salsa de espagueti
- 1/2 taza de queso parmesano rallado
- 2 manojo de espinacas frescas
- 6 bollos de hamburguesa, divididos
- 2 libra de carne picada
- 2 libra de salchicha italiana a granel
- 2 cucharada de copos de pimienta roja machacada

Direcciones

1. Precaliente una parrilla al aire libre para el calor medio-alto, y aceite ligeramente la rejilla.

2. Mezcle la carne molida salchicha italiana, las chispas de pimiento rojo y el condimento italiano.
3. Forme la mezcla en 2 2 finas y largas empanadas.
4. Coloque alrededor de 2 onzas de queso ricotta en medio de 6 empanadas.
5. Coloque las 6 hamburguesas restantes sobre las empanadas cubiertas de ricotta, presione hacia abajo y pellizque los bordes para sellar el queso en el centro.
6. Cocinar en la parrilla precalentada hasta que las hamburguesas se cocinan a su grado deseado de cocción, unos 8 minutos por lado para bien hecho.
7. Un termómetro de lectura instantánea insertado en el centro debe leer 2 80 grados F.

8. Coloque las hamburguesas cocidas en bollos, luego remueva con salsa de espagueti, queso parmesano y hojas de espinaca.

Kebabs De Shish De La Carne De Vaca Para La Cocina Del Congelador

Ingredientes
- 1 taza de ketchup
- 2 cucharadita de sal
- 2 cucharadas de salsa de carne
- 2 cucharadas de azúcar blanco
- 2 cucharadas de vinagre de sidra de manzana
- 2 cucharadas de salsa Worcestershire
- 1/2 taza de agua
- 4 libras de solomillo de carne de res, cortado en cubos de 2 pulgada
- 2 2 brochetas de bambú
- 2 calabacín cortado en trozos
- 2 pimiento rojo, cortado en trozos de 2 pulgada
- 2 puede trozos de piña, escurridos

- 2 cucharadas de aceite de oliva

Direcciones

1. Coloque el calabacín, el pimiento y la piña en un tazón.
2. Rocíe con aceite de oliva, y mezcle para cubrir.
3. Divida la mezcla en bolsas congeladoras.
4. Batir el ketchup, la sal, la salsa de carne, el azúcar, el vinagre, la salsa Worcestershire, y el agua juntos en el mismo tazón hasta que esté suave.
5. Agregue los cubos de carne, y mezcle hasta que estén bien cubiertos.
6. Divida la carne en bolsas de congelador.
7. Sellar y congelar las bolsas.
8. Para cocinar: tomar tantas bolsas como necesite del congelador, y descongelar en el refrigerador

durante la noche, o por lo menos 8 horas.

9. Remoje los pinchos en agua tibia por lo menos 45 minutos, o póngalos en agua cuando comience a descongelar los paquetes de carne y vegetales.
10. Precaliente una parrilla al aire libre para el calor medio, y aceite ligeramente la parrilla.
11. Haga los pinchos alternando carne, verduras y piña en los pinchos.
12. Deseche el adobo restante.
13. Cocine los pinchos en la parrilla precalentada, girándola de vez en cuando hasta que esté cocinada hasta el grado deseado de cocción, aproximadamente 25 minutos en total para el medio-raro.

Espetadas (Kabobs De Shish De Carne De Vacuno Portugués)

Ingredientes

- pimienta recién molida al gusto
- 4 libras de filete de solomillo de carne de res, cortado en cubos
- Brochetas de bambú, empapadas en agua durante 60 minutos
- 1/3 taza de vino tinto
- 8 dientes de ajo
- 6 hojas de laurel, desmenuzadas
- 2 cucharadas de sal gruesa

Direcciones

1. Mezclar el vino tinto, el ajo, las hojas de laurel, la sal y la pimienta negra juntos en un vaso grande o un tazón de cerámica.
2. Agregue los cubitos de solomillo y mezcle uniformemente.

3. Cubra el recipiente con envoltura de plástico y marinar en el refrigerador durante 8 horas o durante la noche.
4. Precaliente una parrilla al aire libre para el calor medio-alto, y aceite ligeramente la parrilla.
5. Retire el solomillo de la marinada; Sacuda el exceso de líquido.
6. Deseche el adobo restante.
7. Skewer la carne en los pinchos preparados.
8. Cocinar en la parrilla precalentada hasta que los cubos de carne comiencen a ser firmes y son rojizos-rosados y jugosos en el centro, 1 a 5 minutos por lado para mediano-raro.

Ensalada De Ternera En Capas Con Aderezo Caliente

Ingredientes
- 2 filete de lomo de ternera de 4 libra, cortado finamente a través del grano
- 2 hojas de lechuga de hojas rojas, rotas en pedazos de tamaño mordedor
- 2 cebolla, cortada en rodajas
- 2 manojo de rábanos, cortados en rodajas finas
- 2 pepino inglés, cortado en rodajas finas
- 2 tomates cortados en rodajas
- 2 jicama, pelada y juliana
- 6 huevos duros, cortados en rodajas
- 2 taza de aceite de cacahuete

- 1 taza de salsa de soja
- 1 taza de salsa sukiyaki
- 1 taza de agua
- 2 cucharaditas de raíz de jengibre fresco rallado
- 2 cucharaditas de ajo picado

Direcciones

1. Mezcle la salsa de soja, la salsa sukiyaki, el agua, el jengibre y el ajo en un tazón pequeño.
2. Coloque el filete en rodajas en el fondo de un plato de hornear poco profundo.
3. Vierta aproximadamente la mitad de la mezcla de salsa de soja sobre el filete.
4. Dejar marinar 45 minutos.
5. Construir la ensalada por capas en un plato de la lechuga, cebolla, rábano, pepino, tomate, jícama y huevos en ese orden.

6. Caliente el aceite en una sartén a fuego medio-alto. Cocinar las tiras de filete marinado en el aceite caliente a la cocción deseada, 4 minutos cada lado para medio-bien.

Stir-Fry Vietnamita

Ingredientes

- 2 libras de punta de solomillo, en rodajas finas
- 2 cucharada de aceite vegetal
- 2 dientes de ajo picados
- 4 cebollas verdes, cortadas en trozos de 2 pulgadas
- 2 cebolla grande, cortada en rodajas finas
- 2 tazas de frijoles verdes enteros congelados, parcialmente descongelados
- 1 taza de caldo de carne reducido en sodio
- 2 cucharadas de jugo de lima
- 2 cucharada de albahaca tailandesa fresca picada
- 2 cucharada de menta fresca picada

- 2 pizca de hojuelas de pimiento rojo, o al gusto
- 1 cucharadita de pimienta negra molida
- 1/2 taza de cilantro fresco picado
- 1/2 taza de aceite de oliva
- 4 dientes de ajo picados
- 2 pieza de raíz de jengibre fresco, picada
- 1/2 taza de salsa de pescado
- 1/2 taza de salsa de soja reducida en sodio
- 2 cucharada de aceite de sésamo

Direcciones

1. Mezcle el aceite de oliva, 4 dientes de ajo, jengibre, salsa de pescado, salsa de soja y aceite de sésamo en un bol, y vierta en una bolsa de plástico resellable.
2. Agregue la punta del solomillo de ternera, cubra con el adobo,

exprima el exceso de aire y selle la bolsa.
3. Marinar en el refrigerador durante 2 horas.
4. Retire la punta del solomillo de ternera de la marinada, y sacuda el exceso.
5. Deseche el adobo restante.
6. Calentar el aceite vegetal en una sartén grande a fuego medio-alto y remover la carne.
7. Cocine y revuelva hasta que la carne esté dorada uniformemente, y ya no rosa.
8. Coloque la carne en un plato y dejar de lado.
9. Reduzca el calor a medio, agregando más aceite vegetal a la sartén si es necesario.
10. Agregue 2 dientes de ajo, cebolla verde y cebolla; Cocinar y revolver hasta que la cebolla se

haya ablandado y se haya vuelto translúcido, unos 10 minutos.
11. Agregue las judías verdes, el caldo de carne, el jugo de limón, la albahaca, la menta, los copos de pimienta roja y la pimienta.
12. Regrese el solomillo de ternera a la sartén y mezcle.
13. Retire del fuego y mezcle el cilantro.

Kabobs De Carne Picantes Impresionantes O Palos De Vudú Haitianos

Ingredientes
- 2 cucharadita de pimienta negra
- 4 libras de solomillo de ternera, cortada en cubos de 2 /2- pulgada
- 2 0 pinchos de madera, empapados en agua durante 2 hora
- 2 cucharadas de aceite vegetal
- 2 cucharadas de gránulos de caldo de ternera
- 2 cucharadas de agua
- 4 dientes de ajo picados

- 2 cucharaditas de pimienta de Cayena
- 1 cucharadita de sal

Direcciones

1. Disuelva el caldo en agua.
2. Agregue el ajo, la pimienta de cayena, la sal y la pimienta negra.
3. Mezcle la carne en el adobo, cubra, y marinar en el refrigerador por lo menos 2 horas.
4. Precaliente una parrilla para el calor alto.
5. Broche los cubitos de carne con 5 a 10 piezas por pincho.
6. Vierta el aceite en un plato, y rodar los pinchos en él para cubrirlos en todos los lados.
7. Asar los pinchos, girando con frecuencia, hasta que la carne se

haya puesto de color rosa claro, de 2 2 a 2 10 minutos.

Bistec De Jalapeño

Ingredientes

- 2 cucharada de sal gruesa
- 1/2 taza de jugo de limón
- 2 cucharada de orégano seco
- 4 libras de filete de solomillo superior
- 4 pimientos jalapeños, tallados
- 4 dientes de ajo, pelados
- 4 cucharaditas de pimienta negra agrietada

Direcciones

1. Combine jalapeños, ajo, pimienta, sal, jugo de lima y orégano en una licuadora.
2. Mezclar hasta que esté suave.
3. Coloque el bistec en una cacerola poco profunda o en una bolsa grande de plástico resellable.
4. Vierta jalapeno marinada sobre el filete, y gire a la capa.

5. Cubrir la cacerola o la bolsa del sello; Marinar en el refrigerador 8 horas o durante la noche.
6. Precaliente una parrilla al aire libre para el calor alto, y aceite ligeramente la rejilla de la parrilla.
7. Drene y deseche el adobo.
8. Hornee la parrilla 10 minutos por lado, o hasta la cocción deseada.

Pastitsio

Ingredientes

- 2 cucharadita de canela molida
- 2 huevos batidos
- Macaroni Layer:
- 2 libra de macarrones sin cocer
- 2 huevos batidos
- 2 taza de queso parmesano rallado, dividido
- 1 taza de mantequilla derretida
- Capa de salsa de crema:
- 4 huevos bien batidos
- 1/3 taza media y media
- 2 taza de queso parmesano rallado
- 2 cucharada de harina para todo uso
- 1 cucharadita de sal
- nuez moscada molida a gusto
- Capa de Carne:
- 2 cucharada de mantequilla

- 2 cebolla picada
- 4 libras de carne picada magra
- 1/3 taza de agua
- 2 de pasta de tomate
- 4 cucharaditas de sal
- 1/2 cucharadita de pimienta
- 2 cucharadas de pimienta de tierra
- 2 cucharadita de nuez moscada molida

Direcciones

1. Derretir 2 cucharada de mantequilla en una sartén grande a fuego medio-alto.
2. Agregue la cebolla y cocine hasta que comience a ablandar, aproximadamente 4 minutos.
3. Agregue la carne molida y cocine hasta que esté desmenuzado y ya no rosado.
4. Vierta el agua y la pasta de tomate.

5. Sazone con sal, pimienta, pimienta de Jamaica, nuez moscada y canela; Cubra y cocine a fuego lento durante 10 minutos.
6. Retirar del fuego, ajustar la sal al gusto y refrigerar hasta que esté frío.
7. Una vez frío, quitar cualquier grasa congelada, y mezclar bien con 2 huevos batidos, y dejar a un lado.
8. Precaliente el horno a 400 grados F.
9. Traiga una olla grande de agua ligeramente salada a ebullición.
10. Agregue los macarrones y cocine durante 25 a 45 minutos o hasta que estén al dente; Escurrir y aclarar bajo agua fría para enfriar. Mezclar los

macarrones en 2 huevos batidos hasta que estén bien cubiertos.

11. Separe uniformemente la mitad de la mezcla de macarrones en una cacerola para hornear de 2 2 x2 4x2 pulgadas, espolvoree con 1 taza de queso parmesano rallado, y llovizna con 1 taza de mantequilla derretida.

12. Extender la mezcla de carne encima, luego terminar con los macarrones restantes.

13. Espolvoree los macarrones con otra 1 taza de queso parmesano y llovizna con 1 taza de mantequilla derretida.

14. batir juntos 4 huevos batidos con la mitad y media, 2 taza de queso parmesano, harina y sal; Batir hasta que esté bien mezclado.

15. Vierta la mezcla de crema uniformemente sobre la parte superior del pastitsio, y espolvorear con nuez moscada.
16. Cubra la cacerola con papel de aluminio y hornee en el horno precalentado durante 2 10 minutos.
17. Retire la lámina, y hornear hasta que la parte superior se ha vuelto de color dorado, unos 45 minutos.
18. Retire del horno y deje reposar durante 2 10 minutos antes de servir.

Bloody Mary Steaks Con Mantequilla De Oliva Verde

Ingredientes
- 2 cucharaditas de semilla de apio
- 4 tazas de mezcla extra picante Bloody Mary
- 2 cucharada de concentrado de jugo de naranja
- 2 onzas líquidas de vodka
- 2 6 aceitunas verdes picadas
- 4 cucharadas de mantequilla fría sin sal
- 2 cucharaditas de ajo picado
- 4 filetes de solomillo de ternera sin hueso, temperatura ambiente
- 2 cucharadas de aceite de oliva
- 4 cucharaditas de pimienta negra agrietada

Direcciones

1. Precaliente una parrilla a fuego medio.
2. Cepille los filetes de ambos lados con aceite de oliva, luego espolvoree con una mezcla de pimienta agrietada y semillas de apio.
3. Cocine los filetes a la cocción deseada en la parrilla precalentada.
4. Cuando haya terminado, deje que los filetes descansen sobre un plato mientras continúa con la receta.
5. Traiga la mezcla de Bloody Mary, concentrado de jugo de naranja y vodka a ebullición a fuego alto; Luego reduzca el calor a medio y cocine a fuego lento durante 10 minutos.
6. Mientras la salsa está cocinando, puré las aceitunas, la

mantequilla y el ajo en un pequeño procesador de alimentos hasta que estén casi lisos.

7. Para servir, vierta un charco de la salsa en el centro de cada plato. Cortar cada filete en 4 o 6 rebanadas, y ventilar sobre la salsa.

8. Añadir una cucharada de mantequilla de oliva, y cuchara un poco más de salsa overtop.

Empanadas I

Ingredientes
- 2 cucharadita de canela molida
- 1 cucharadita de nuez moscada molida
- 2 cebolla amarilla
- 2 pimiento verde
- 2 cucharada de aceite de oliva
- 8 onzas de pasta de tomate
- 1 taza de agua
- 2 cucharada de vinagre blanco destilado
- 2 libra de carne magra, cortada en cubitos de 2 pulgada
- 2 tazas de harina para todo uso
- 1 cucharadita de sal
- 1/2 taza de acortamiento
- 6 cucharadas de agua
- 2 1 tazas de manzanas peladas, sin cáscara y rebanadas
- 2 taza de azúcar blanco

Direcciones

1. Para hacer la masa: En un tazón mezclar la harina y la sal.
2. Corte en el acortamiento hasta que las piezas sean del tamaño de pequeños guisantes.
3. Añadir una pequeña cantidad de agua para humedecer ligeramente.
4. Forme la masa en una bola.
5. El rollo de la masa a alrededor de 2 /8 de pulgada de grosor y cortar en círculos de 4 pulgadas.
6. Ligeramente harina ambos lados de los círculos.
7. Para hacer el relleno de la fruta: En una cacerola combine la fruta, el azúcar, la canela, y la nuez moscada.
8. Calentar a fuego medio hasta que esté caliente, mezclando bien.

9. Para hacer relleno de carne: En un sartén mediano saltear la cebolla y el pimiento verde en aceite de oliva.
10. Agregue la pasta de tomate, el agua y el vinagre, y cocine durante 30 minutos
11. . Añadir la carne y el abrigo a fondo con la salsa.
12. Coloque una cucharada grande de una de las mezclas anteriores al centro de un círculo de masa.
13. Coloque otro círculo en la parte superior.
14. Fije los dos círculos juntos presionando los bordes con un tenedor.
15. Estos pueden ser cocidos en un precalentado de 4 60 grados F hasta que estén dorados.

Guisado De Carne De Abuelita

Ingredientes
- 1/2 taza de harina para todo uso para recubrimiento
- 2 tazas de agua hirviendo
- 2 cucharada de salsa Worcestershire
- 2 cucharaditas de ajo en polvo
- sal al gusto
- pimienta negra molida al gusto
- 2 cebolla picada
- 4 zanahorias, cortadas en trozos de 2 pulgada
- 2 de tomates cortados en cubitos
- 4 papas, en cubos
- 2 cucharadas de aceite vegetal
- 2 libras de solomillo en cubitos

Direcciones

1. Caliente el aceite en una olla grande a fuego medio.
2. Cubra la carne con harina.
3. Coloque en la olla, y uniformemente marrón en todos los lados.
4. Coloque 2 tazas de agua hirviendo, salsa Worcestershire, y el ajo en polvo en la olla con carne.
5. Condimentar con sal y pimienta.
6. Reduzca el fuego a bajo, y cocine a fuego lento la carne durante 2 horas, o hasta que esté tierna.
7. Agregue la cebolla, las zanahorias, los tomates en cubitos y las patatas a la olla.
8. Continúe cocinando 45 minutos a 2 hora, hasta que las verduras estén blandas.

Sopa De Frijol De La Marina Con Las Extremidades Del Solomillo

Ingredientes
- 1 taza de vino tinto
- 2 hoja de laurel
- 2 de tomates triturados
- 2 de pasta de tomate
- 2 cucharada de comino molido
- 4 cucharaditas de copos de pimiento rojo machacado
- 2 cucharadita de azúcar morena
- 2 cucharada de salsa de pimiento picante
- 2 puede frijoles de la marina de guerra
- Puntas de solomillo de 2 libra, en cubos

- 2 cebolla picada
- 2 apio de apio, picado
- 2 patatas, peladas y cortadas en cubitos
- 6 dientes de ajo picados
- 2 cucharadas de aceite de oliva

Direcciones

1. En una olla grande, solomillo marrón, apio, cebolla y ajo en aceite de oliva hasta que las cebollas sean translúcidas.
2. Agregue el vino, la hoja de laurel, los tomates, la pasta de tomate, el comino, los copos de pimienta roja, el azúcar, las patatas y la salsa de pimiento picante.
3. Llevar a la mezcla a una ebullición rápida, y luego reducir el calor.
4. Continúe cocinando durante 45 minutos, o hasta que la carne esté tierna.

5. Revuelva de vez en cuando para evitar que la carne se pegue a la sartén.
6. Agregue los frijoles de la marina, y caliente a través.
7. Servir caliente, adornado con perejil y cilantro.

Sopa De Pimientos Rellenos Iii

Ingredientes
- 2 libra de solomillo molido
- 2 cebolla picada
- 2 pimiento verde picado
- 2 lata (2 6 onzas) de tomates cortados en cubitos
- 2 (8 onza) puede salsa de tomate
- 6 tazas de caldo de carne de res
- 2 patatas, peladas y en cubos
- 1 cucharada de cilantro fresco picado
- 1 cucharada de tomillo seco
- sal y pimienta para probar
- 2 taza de arroz blanco cocido
- 2 cucharadas de queso parmesano rallado para repostería

- 2 cucharada de queso romano rallado

Direcciones

1. Carne de Brown en el pote grande de la acción.
2. Cuando la carne esté casi cocida, añada la cebolla y el pimiento verde y déjela cocer durante 10 minutos.
3. Agregue los tomates cortados en cubitos, la salsa de tomate, el caldo de carne, las patatas cubiertas, el cilantro y el tomillo.
4. Sazonar con sal y pimienta y dejar cocer a fuego lento durante 40 a 45 minutos.
5. Coloque 1/2 taza de arroz en la parte inferior de los cuencos individuales.
6. Vierta la sopa sobre el arroz y guárdelo con queso parmesano o romano rallado.

Sopa De Carne Vegetal

Ingredientes

- 2 zanahorias picadas
- 2 tallos de apio, picados
- 2 patata rallada, picada
- 1/2 cucharadita de tomillo seco
- 2 hoja de laurel
- 1/2 cucharadita de albahaca seca
- 4 libras de solomillo molido
- 2 taza de cebolla picada
- 2 (2 4.6 onzas) de latas de tomate guisado
- 6 tazas de agua
- 2 cucharada de sal
- cubo de caldo de carne de 2 cubitos

Direcciones

1. En un gran solomillo marrón de la olla común y la cebolla.

2. Escurrir la grasa y agregar los tomates, el agua, la sal, el caldo de carne, las zanahorias, el apio, las patatas, el tomillo, la hoja de laurel y la albahaca.
3. Cubra y cocine hasta que las verduras estén tiernas, aproximadamente 410 minutos.

Sopa De Pimientos Rellenos Iv

Ingredientes
- 2 (2 6 onzas) de salsa de tomate
- 2 (2 4 onza) de caldo de pollo
- 1/2 cucharadita de tomillo seco
- 1/2 cucharadita de salvia seca
- sal y pimienta para probar
- 2 taza de arroz blanco
- 2 libra de solomillo molido
- 2 pimiento verde picado
- 2 taza de cebolla picada finamente
- 2 (210 onzas) de tomates cortados en cubitos

Direcciones
1. En una olla de gran tamaño carne de tierra marrón.
2. Escurrir la grasa y agregar la pimienta y la cebolla.

3. Cocine hasta que la cebolla sea translúcida, sin dejar que se doren.
4. Agregue los tomates, la salsa de tomate, el caldo, el tomillo, el salvia y sazone con sal y pimienta. Cubra y cocine a fuego lento durante 50 a 55 minutos, hasta que los pimientos estén tiernos.
5. En otra cacerola, hierva 2 tazas de agua y agregue el arroz.
6. Cocine hasta que el arroz esté blando y luego agregue a la sopa.
7. Calentar la sopa y servir.

Brochetas De Carne De Margarita

Ingredientes
- 8 brochetas de metal o brochetas de bambú empapadas en agua durante 45 minutos
- 2 6 setas, tallos recortados
- 2 cebolla, cortada en trozos de 2 pulgada
- 2 pimiento rojo grande o verde, cortado en trozos de 2 pulgada
- 2 taza de mezcla de margarita
- 1 cucharadita de sal
- 2 cucharada de azúcar blanco
- 2 dientes de ajo picados
- 1/2 taza de aceite vegetal
- 2 libra de filete de solomillo superior, cortado en cubos de 4 pulgada

Direcciones

1. Combine la mezcla de margarita, sal, azúcar, ajo y aceite vegetal en un bol o una bolsa de plástico resellable.
2. Mezcle los cubitos de solomillo en adobo y marinar al menos 45 minutos.
3. Precaliente una parrilla para calor medio.
4. Ensamble los pinchos, alternando la carne con los champiñones, la cebolla y el pimiento.
5. Cepille los pinchos con el adobo, luego deseche el adobo restante.
6. Parrilla los pinchos a la cocción deseada, aproximadamente 25 minutos en total para el medio.

Parrilla Tri-Tip

Ingredientes
- 1/2 taza de sal
- 1/2 taza de pimienta negra
- 1/2 taza de sal de ajo
- 4 libras de asado tri-tip
- 4 dientes de ajo, pelados y muy finamente cortados en rodajas

Direcciones
1. Usando un cuchillo afilado, corte las ranuras pequeñas en la parte superior del asado.
2. Coser las hendiduras con rodajas de ajo.
3. Mezcle la sal, la pimienta y la sal de ajo.
4. Frote la mezcla entera por todo el tri-tip.
5. Refrigerar por lo menos una hora y hasta el día entero.

6. Saque la carne del refrigerador unos 30 minutos antes de asar a la parrilla.
7. Precaliente una parrilla al aire libre para el calor alto.
8. Coloque la carne directamente sobre la llama durante 6 a 25 minutos por lado (dependiendo del espesor) para cocer la carne y bloquear los jugos.
9. Gire la parrilla a fuego medio y continúe cocinando por otros 30 a 45 minutos, tratando de no voltearla demasiado.
10. Compruebe la cocción con un termómetro de carne.
11. El termómetro debe leer al menos 250 grados F (64 grados C) para mediano-raro.
12. Dejar reposar, cubierto flojamente con papel de

aluminio, durante 10 minutos antes de cortar.

Filete De Piña Stir Fry

Ingredientes
- 1 cucharadita de jengibre molido
- 1 cucharadita de azúcar morena
- 1 cucharadita de azúcar blanco
- 2 filete de solomillo de ternera de 4 libra, cortado en tiras de 1/2 de pulgada
- 4 tazas de agua
- 1 taza de arroz blanco de grano largo
- 2 cucharadas de aceite de oliva
- 2 (8 onza) pueden pedazos de la piña - drenados con el jugo reservado
- 2 cucharaditas de vinagre de vino de arroz
- 2 cucharadas de salsa de soja
- 2 cucharadita de aceite de oliva
- 2 cucharadita de vodka con sabor a vainilla

Direcciones

1. Agregue 1/2 taza de jugo de piña reservado, vinagre de vino de arroz, salsa de soja, aceite de oliva, vodka de vainilla, jengibre, azúcar moreno y azúcar blanco en un tazón de mezcla hasta que se mezcle.
2. Ajuste el azúcar a gusto.
3. Coloque las tiras de carne en una bolsa de plástico grande y resellable.
4. Vierta la mezcla de jugo de piña y selle la bolsa.
5. Gire la bolsa suavemente para cubrir uniformemente el bistec con el adobo.
6. Refrigerar de 5 a 6 horas.
7. Lleve a hervir agua en una cacerola a fuego medio-alto.

8. Agregue el arroz y revuelva. Reduzca el calor, cubra y cocine a fuego lento 30 minutos.
9. Caliente 2 cucharadas de aceite de oliva en una sartén a fuego medio.
10. Retire las tiras de carne de la marinada y colóquelas en la sartén.
11. Cocine y revuelva las tiras de carne hasta que estén doradas y ya no rosadas, aproximadamente 2 minutos por lado.
12. Retirar del fuego, cubrir y mantener caliente.
13. Coloque los trozos de piña en una sartén separada. Cocine a fuego medio hasta que estén ligeramente blandas y calientes, aproximadamente 5 minutos.
14. Para servir, divida el arroz entre dos cuencos, cubra con

tiras de carne y trozos de piña, y mezcle brevemente.

Ensalada Chuck Wagon

Ingredientes
- 1/2 taza de salsa de barbacoa
- 2 cucharadas de mostaza de Dijon
- 2 tazas de lechuga de hojas rojas, enjuagadas y rotas
- 2 tazas de lechuga de hojas verdes, enjuagadas y rotas
- 2 tomate, cortado en rodajas
- 2 taza de pasta de carreta sin cocer
- 2 taza de solomillo magra, cocido y frío, frío
- 1/3 taza de cebolla cortada en rodajas
- 1 taza de pimiento verde picado

Direcciones
1. Cocine la pasta en agua hirviendo hasta que esté al dente. Desagüe.

2. En un tazón mediano, combine la pasta, la carne, la cebolla y el pimiento verde.
3. Mezclar bien.
4. Mezcle la salsa de barbacoa y mostaza preparada, y mezcle en la mezcla de carne.
5. Servir la mezcla de la carne de vaca sobre verdes mezclados, y adornar con los tomates.

Ensalada De Patata Y Bistec Caliente

Ingredientes
- 2 pinta de tomate cherry, reducido a la mitad
- 2 cucharadas de chalota picada
- 2 cucharadas de aceite de oliva
- 2 cucharada de vinagre de vino tinto
- 2 cucharadita de mostaza de Dijon
- 1/2 cucharadita de estragón seco
- 2 libra de patatas nuevas
- 2 libra de bistec de solomillo de ternera
- 1 cucharadita de sal
- 1/2 cucharadita de pimienta negra molida

- 8 tazas de verduras mixtas para ensaladas de bebé

Direcciones

1. Coloque las patatas en una olla y llénela con suficiente agua para cubrirla.
2. Llevar a ebullición y cocinar hasta que estén tiernos pero aún firmes, unos 25 minutos . Escurrir y cubrir para mantener caliente.
3. Precaliente el horno para asar o precalentar una parrilla para calor medio-alto.
4. Sazone ambos lados del filete con sal y pimienta.
5. Asar a la parrilla o asar los filetes de 5 a 10 minuto s por lado, o al gusto deseado.
6. Mientras tanto, batir el aceite, el vinagre, la mostaza y el estragón

para vestirse; Sazonar al gusto con sal y pimienta.
7. Divida las verduras, tomates y chalotes entre 4 platos.
8. Cortar las patatas calientes sin pelar en cuartos; Corte el filete en tiras gruesas de 1/2 de pulgada.
9. Verduras de ensalada superior con filete y patatas; Drizzle vestirse sobre ensaladas. Servir caliente.

Filete De Solomillo Dianne

Ingredientes
- 2 diente de ajo picado
- 1 taza de vino tinto
- 2 cucharadas de salsa de carne
- 2 salsa inglesa de Worcestershire
- sal y pimienta para probar
- 1 (4 onzas) paquete de setas de botón, rebanadas
- 1 taza de mostaza Dijon, dividida
- 2 taza de crema pesada
- 2 (8 onzas) filetes de solomillo de ternera
- 2 cucharada de mantequilla
- 1/2 taza de brandy
- 2 cebolla picada

Direcciones

1. Coloque los filetes entre dos hojas de plástico; Libra con un mazo de cocina para ablandar.
2. Derretir la mantequilla en una sartén a fuego medio-alto, y calentarla hasta que comience a humear.
3. Cocine los filetes de 2 a 2 minutos en cada lado hasta que se doren.
4. Vierta brandy sobre los filetes y encender cuidadosamente.
5. Una vez que las llamas se queman, retire los filetes de la sartén y dejarlos a un lado.
6. Cocine la cebolla y el ajo en la misma sartén a fuego medio hasta que se ablanden.
7. Agregue el vino tinto, la salsa de bistec, la salsa Worcestershire, la sal y la pimienta; mezclar bien.

Mezcle las setas, revuelva y cocine durante unos 10 minutos.
8. Mientras tanto, cubra un lado de cada uno de los filetes con 2 cucharadas de la mostaza de Dijon.
9. Ponga suavemente encima de la salsa en la sartén, mostaza hacia abajo.
10. Spread 2 cucharadas en la parte superior de los filetes. Cocine 1 a 5 minutos por lado. Retire los filetes de la salsa y manténgalos calientes.
11. Revuelva la crema en la salsa de hongos y llevar a un suave a fuego lento.
12. Reduzca el fuego a medio-bajo, devuelva los filetes a la salsa y cocine a fuego lento durante 5 minuto más antes de servir.

Nikujaga

Ingredientes
- 2 tazas de sopa dashi
- 1/2 taza de salsa de soja
- 1/2 taza de sake
- 2 cucharada de azúcar blanco
- 2 cebolla picada
- 8 guisantes de nieve
- 2 cucharada de aceite vegetal
- 1/2 libra de filete de solomillo, en rodajas finas
- 4 patatas, cortadas en trozos pequeños

Direcciones
1. Coloque los guisantes en una cacerola pequeña con suficiente agua para cubrir; Llevar a ebullición y retirar inmediatamente del fuego. Escurrir y reservar.

2. Caliente el aceite en una sartén grande a fuego medio; Cocinar la carne en el aceite hasta dorar.
3. Agregue las patatas; Cocinar y revolver hasta que esté suave, de 5 a 10 minutos.
4. Revuelva la sopa dashi, la salsa de soja, el sake y el azúcar en la mezcla; Cocine a fuego lento durante 25 minutos.
5. Reduzca el fuego a bajo y espolvoree la cebolla picada sobre la mezcla; Dejar cocer a fuego lento hasta que el líquido se evapore casi por completo, aproximadamente 2 10 minutos más.
6. Cubra la mezcla con los guisantes de nieve para servir.

Albóndigas De Waikiki

Ingredientes
- 2 /2 taza de azúcar morena rellena
- 2 puede pedazos de piña - escurridos, con jugo reservado
- 1/2 taza de vinagre blanco
- 2 cucharada de salsa de soja
- 1/2 taza de pimiento verde picado
- 2 2 /2 libras de carne picada
- 2/4 taza de miga de galleta salada triturada
- 1/2 taza de cebolla picada
- 2 huevo
- 1/2 taza de leche
- 2 2 /2 cucharaditas de jengibre molido
- 2 /2 cucharadita de sal
- 2 cucharada de aceite de oliva
- 2 cucharadas de maicena

Direcciones

1. En un tazón grande, combine la carne picada, las migas de galleta, la cebolla, el huevo, la leche, el jengibre y la sal.
2. Forme la mezcla por cucharadas redondas en albóndigas.
3. Caliente el aceite de oliva en una sartén grande a fuego medio.
4. Coloque las albóndigas en la sartén y cocine hasta que estén uniformemente marrones, y la carne ya no es rosada.
5. Drene el exceso de grasa.
6. En un tazón pequeño, combine la maicena, el azúcar moreno, el jugo de piña reservado, el vinagre y la salsa de soja.
7. Mezclar hasta que esté suave, luego verter en el sartén con albóndigas.

8. Cocine, revolviendo constantemente, hasta que la mezcla espese y hierva, unos 6 minutos.
9. Agregue el pimiento verde y trozos de piña.
10. Caliente a través.

El Mejor Meatloaf

Ingredientes
- 2 taza de migas de pan blandas
- 2 /2 taza de leche
- 1/2 taza de salsa de bistec, 2 cebolla picada
- 2 /2 taza de pimiento verde cortado en cubitos
- 2 2 /2 libras de carne picada
- 5 cucharaditas de sal
- 2 huevo
- 2 pizca de pimienta negra molida

Direcciones
1. Precaliente el horno a 4 6 0 grados de F .
2. Engrase ligeramente un molde de pan de 8 2 /2 x 4 2 /2 pulgadas.
3. En un tazón, mezcle la carne picada, la sal, el huevo, la

pimienta negra y las migas de pan.
4. Verter en la leche, 4 cucharadas de la salsa de carne, cebolla y pimiento verde.
5. Coloque la mezcla en el molde de pan preparado y forma en un pan.
6. Cepille la parte superior con la salsa de bistec restante.
7. Hornee en el horno precalentado durante 2 hora o hasta que esté hecho.
8. Dejar reposar 6 minutos antes de cortar.

Almendras Dulces Y Amargas

Ingredientes
- 4 cucharadas de vinagre blanco destilado
- 6 cucharadas de agua
- 2 /2 taza de azúcar granulada
- 4 rodajas de piña fresca, cortadas en trozos
- 2 pimiento verde grande, cortado en tiras finas
- 1/2 de zanahoria, en rodajas finas
- 1/2 de cebolla, cortada en cuñas y separada
- 2 libra de carne picada
- 2 huevo
- 2 cucharada de maicena
- 2 cucharadita de sal
- 4 cucharadas de cebolla picada

- 2 pizca de pimienta negra molida
- 2 cucharada de aceite vegetal
- 2 taza de jugo de piña
- 4 cucharadas de maicena
- 2 cucharada de salsa de soja

Direcciones

1. En un tazón, mezcle la carne picada, el huevo, la maicena, la sal, la cebolla picada y la pimienta.
2. Forma en albóndigas de 2 pulgada; aproximadamente 20.
3. En una sartén grande a fuego medio, dorar las albóndigas; escurrir la grasa y dejar de lado.
4. Calentar el aceite en una cacerola grande a fuego lento.
5. Vierta el jugo de piña y cocine a fuego lento durante unos minutos.

6. En un tazón pequeño, combine las 4 cucharadas de maicena, salsa de soja, vinagre y agua.
7. Revuelva hasta que esté suave y vierta en el jugo de piña.
8. Agregue el azúcar y cocine a fuego lento hasta que espese, revolviendo constantemente.
9. Coloque las albóndigas, trozos de piña, pimiento verde, zanahoria y cebolla en la mezcla de salsa.
10. Caliente bien.

Pan De Carne De Azúcar

Ingredientes
- 4 /4 taza de leche
- 2 huevos
- 2 2 /2 cucharaditas de sal
- 1/2 cucharadita de pimienta negra molida
- 2 cebolla pequeña, picada
- 1/2 cucharadita de jengibre molido
- 4 /4 taza de migas de galleta salada finamente triturada
- 2 /2 taza de azúcar morena rellena
- 2 /2 taza de ketchup
- 2 2 /2 libras de carne picada magra

Direcciones

Precaliente el horno a 4 6 0 grados de F .

Engrase ligeramente un molde de pan de 6 x10 pulgadas.

Presione el azúcar moreno en el fondo de la cacerola preparada y separe el ketchup sobre el azúcar.

En un recipiente para mezclar, mezcle completamente todos los **ingredientes** restantes y forme en un pan.

Coloque encima del ketchup.

Hornee en horno precalentado durante 2 hora o hasta que los jugos estén despejados.

Meaty Meatloaf De Kimberly

Ingredientes
- 2 /2 cucharada de salsa Worcestershire
- 2 cebolla pequeña, cortada en cubitos
- 1/2 taza de queso parmesano rallado
- 2 de salsa de tomate
- 2 libras de carne molida extra-magra
- 2 2 /2 tazas de migas de pan seco
- 2 huevos

Direcciones
1. Precaliente el horno a 4 6 0 grados de F .
2. En un tazón, mezcle la carne picada, las migajas de pan, los

huevos, la salsa Worcestershire, la cebolla y el queso parmesano.
3. Forma en un pan y el lugar en una olla de 8x4-inch pan.
4. Cubra con salsa de tomate.
5. Hornee en horno precalentado durante 2 hora, o hasta que la temperatura interna mida 2 60 grados F ; la carne debe estar bien hecha, sin rastro de rosa.
6. Retire del horno y deje reposar durante 2 0 minutos antes de servir.

Hamburguesas De Barbacoa

Ingredientes
- 4 cucharaditas de salsa Worcestershire
- 2 cucharadas de vinagre
- 4 cucharaditas de azúcar granulada
- 2/4 taza de ketchup
- 1/2 taza de cebolla picada
- 4 cucharadas de aceite vegetal
- 2 libra de carne picada
- 2 /2 taza de avena sin cocer
- 2/4 taza de leche evaporada
- 2 cucharadas de cebolla picada
- 2 /8 cucharadita de sal
- 2 /8 cucharadita de pimienta negra molida

Direcciones

1. En un tazón mediano, mezcle la carne picada, la avena, la leche, 2 cucharadas de cebolla picada, sal y pimienta.
2. Dejar reposar durante unos minutos hasta que la leche se absorba, y dar forma a 8 empanadas.
3. En un tazón pequeño, mezcle bien la salsa Worcestershire, el vinagre, el azúcar, el ketchup y 1/2 taza de cebolla picada; dejar de lado.
4. Calentar el aceite en una sartén mediana a fuego medio y freír las empanadas hasta que estén doradas en ambos lados.
5. Verter la salsa con las empanadas, y reducir el calor. Continuar cocinando unos 2 6 minutos.

Manicotti Alla Romana

Ingredientes

- 2 cucharadas de harina para todo uso
- 2 cucharadas de gránulos de caldo de pollo
- 2 tazas de media y media
- 1/2 taza de perejil fresco picado
- 2 cucharada de albahaca fresca picada
- 2 /2 taza de queso parmesano rallado
- 2 cucharadas de aceite de oliva
- 2 /2 taza de cebolla picada
- 6 dientes de ajo finamente picados
- 2 libra de carne picada
- sal al gusto
- 2 paquete de espinacas picadas congeladas, descongeladas y escurridas

- 2 paquete de envolturas manicotti
- 2 tazas de queso ricotta
- 2 huevos batidos
- 4 tazas de salsa de espagueti, dividida
- 2 cucharadas de mantequilla

Direcciones

1. Caliente el aceite en una sartén grande a fuego medio.
2. Saltear las cebollas hasta que queden translúcidas.
3. Saltear el ajo durante 2 minuto y mezcle la carne molida.
4. Cocine hasta que esté bien dorado y desmenuzado.
5. Sazonar con sal y dejar a un lado para enfriar.
6. Cocine la espinaca de acuerdo a las instrucciones del paquete.

7. Mientras tanto, traer una olla grande de agua ligeramente salada a ebullición.
8. Añada las cáscaras manicotti y el parboil durante la mitad del tiempo recomendado en el paquete.
9. Escurrir y cubrir con agua fría para detener el proceso de cocción y evitar que las cáscaras se agriete.
10. Agregue la espinaca cocida y el queso ricotta a la mezcla de carne molida.
11. Cuando la mezcla esté fresca, agregue los huevos batidos.
12. Spread 1/2 taza de salsa de espagueti en el fondo de un plato de 10 x2 4 pulgadas de hornear.
13. Drenar suavemente las cáscaras manicotti y cuidadosamente rellenar cada

uno con la mezcla de carne y queso; coloque las cáscaras en el plato preparado.

14. Cubra ligeramente el plato con una envoltura de plástico o una toalla limpia y húmeda para evitar que las cáscaras se agriete.
15. Precaliente el horno a 4 6 0 grados de F .
16. Preparar la salsa blanca derritiendo la mantequilla en una cacerola pequeña a fuego medio.
17. Agregue la harina y el caldo de pollo.
18. Aumentar el fuego a medio-alto y cocinar, revolviendo constantemente, hasta que comience a burbujear.
19. Revuelva en la mitad y la mitad y lleve a ebullición, revolviendo con frecuencia.

20. Cocine durante 2 minuto, revolviendo constantemente.
21. Retire del fuego y revuelva el perejil.
22. Vierta o cucharada la salsa uniformemente sobre las cáscaras rellenas.
23. Revuelva la albahaca en la salsa de espagueti restante.
24. Cuidadosamente verter o ensalada espagueti salsa sobre la salsa blanca, tratando de capas de las salsas sin mezclar.
25. Cubrir y hornear durante 40 minutos.
26. Retire del horno, descubra y espolvoree con queso parmesano.
27. Hornear, descubierto, durante 2 0 minutos más.

Habanero Hellfire Chili

Ingredientes
- sembrados y cortados en cubitos
- 2 dientes de ajo picados
- 2 2 /2 cucharadas de comino molido
- 2 cucharada de copos de pimiento rojo machacado
- 4 cucharadas de chile en polvo
- 2 cucharadas de gránulos de caldo de ternera
- 2 de tomates triturados
- 2 de latas de tomates pelados enteros, escurridos
- 2 de latas de frijoles chili, escurridos
- 2 puede cerveza
- 4 onzas de pasta de tomate
- 2 onza de pasta de chile
- 2 tazas de agua
- 2 /2 libra de tocino

- 2 libra de tierra alrededor
- 2 libra de carne de cerdo molida
- 2 pimiento verde, cortado en cubitos
- 2 cebolla amarilla, cortada en cubitos
- 6 jalapeños, sin semillas y picados
- 6 pimientos habaneros, sin semillas y picados
- 8 pimientos de Anaheim,

Direcciones

1. Coloque el tocino en una olla de sopa grande.
2. Cocine a temperatura media-alta hasta que esté uniformemente dorado.
3. Drene el exceso de grasa, dejando suficiente para cubrir el fondo de la olla Retire el tocino,

escurrir sobre las toallas de papel y picar.
4. Carne de res y carne de cerdo en olla a fuego medio alto.
5. Cuando la carne esté dorada, agregue el pimiento, la cebolla, los pimientos jalapeños, los pimientos habaneros, los pimientos de Anaheim, el ajo, el comino, los copos de pimienta roja, el chile en polvo, el caldo, los tomates triturados, los tomates enteros, la cerveza, la pasta de tomate y la pasta de chile. .
6. Reduzca el fuego a fuego lento y cocine a fuego lento durante 46 a 60 minutos, revolviendo de vez en cuando.
7. Agregue los frijoles y el tocino y continúe cocinando a fuego lento durante otros 4 0 minutos.

Erizos

Ingredientes

- 2 huevo batido
- 2 sopa de tomate condensada
- 26 onzas líquidas de agua
- 2 1/2 libras de carne picada
- 4 /4 taza de arroz blanco crudo de grano largo

Direcciones

1. En un tazón grande, combine la carne, el arroz y el batido del huevo.
2. Mezclar bien con las manos, haciendo la mezcla en las albóndigas de tamaño mediano.
3. Dejar de lado.
4. Vierta la sopa en una cacerola grande, y diluir con 2 lata de agua.
5. Calentar a fuego lento a fuego medio.

6. Bajar el fuego a bajo, derrame las albóndigas en sopa y cocine a fuego lento durante 20 a 40 minutos.

Hash Hamburger

Ingredientes

- 2 libra de papas, cortadas en trozos pequeños
- 2 cucharadas de caldo de carne de res
- Agua para cubrir
- 2 libra de carne picada
- 2 cebolla grande, picada

Direcciones

1. Carne de res y cebolla en una cacerola grande hasta que la carne ya no sea rosada.
2. Agregue las patatas, el caldo y el agua para cubrir.
3. Cubrir la cacerola, bajar el fuego y dejar cocer a fuego lento durante 4 0 minutos, o hasta que las patatas estén tiernas y el agua se haya reducido / evaporado.

Runzas

Ingredientes

- 2 de paquete de masa de pan blanco congelado
- 2 2 /2 libras de carne picada
- 2 repollo mediano, rallado
- 2 libra de queso mozzarella rallado
- sal y pimienta para probar
- aceite vegetal

Direcciones

1. Descongelar la masa de pan congelada; cortar cada rollo en 4 piezas y reservar.
2. Brown carne y col en una sartén grande, condimentos con sal y pimienta al gusto.
3. Precaliente el horno a 4 6 0 grados de F .
4. Extienda la masa de pan y corte en cuadrados.

5. Coloque una cucharada de la mezcla de carne de res / repollo en el centro de cada cuadrado de masa.
6. Espolvorear el queso en la parte superior, doblar y pellizcar los lados para sellar.
7. Frote un poco de aceite en el exterior de cada pastel.
8. Coloque en un plato para hornear de 10 x2 4 pulgadas y hornee en el horno precalentado durante 46 a 60 minutos, o hasta que esté dorado.

Cazuela De Chile

Ingredientes
- 2 cucharadas de salsa picante
- 2 /2 taza de cebolla picada
- 2 cucharada de salsa de chile
- 2 /2 taza de queso mozzarella rallado
- 2 /2 libra de macarrones, cocidos
- 2 de chile con frijoles
- 2 de maíz dulce, escurrido
- 2 /2 libra de carne picada, dorada y escurrida

Direcciones
1. Precaliente el horno a 4 00 grados de F.
2. En un tazón grande, combine los macarrones, el chile, el maíz, la carne de vaca, la salsa picante, la cebolla, la mezcla de condimentos y el queso.

3. Mezclar bien y extender la mezcla en un plato para hornear de 10 x2 4 pulgadas.
4. Hornear en el horno precalentado durante 20 minutos, o hasta que esté caliente.

Cazuela De Frijoles De Cocción Lenta Aka Sweet Chili

Ingredientes
- 2 cucharadita de sal
- 2 /2 cucharadita de pimienta negra molida
- 4 lonchas de tocino
- 2 pimiento verde grande, picado
- 2 2 /2 libras de carne picada
- 2 /2 taza de ketchup
- 1/2 taza de melaza
- 2 cucharadita de mostaza seca
- 2 de frijoles al horno con cerdo

Direcciones
1. En una olla de cocción lenta, mezcle el ketchup, la melaza, la mostaza, el cerdo y los frijoles, la sal y la pimienta.

2. Cocine el tocino y el pimiento en una sartén grande a fuego medio durante unos 6 a 8 minutos, luego agregue a la olla de cocción lenta.
3. En la misma sartén, carne de res castaña, y revuelva en la olla de cocción lenta.
4. Cubra y cocine en el ajuste Alto durante 2 hora.

Pizza De Cocción Lenta

Ingredientes

- 2 de crema condensada de sopa de tomate
- 2 tarros de salsa de pizza
- 2 paquete de salchichas en rodajas de pepperoni
- 2 2 /2 libras de carne picada
- 2 paquete de pasta rigatoni
- 2 paquetede queso mozzarella rallado

Direcciones

1. Traiga una olla grande de agua ligeramente salada a ebullición.
2. Agregue la pasta y cocine por 8 a 2 0 minutos o hasta al dente; escurrir y dejar de lado.
3. Brown la carne molida en una sartén a fuego medio-alto.
4. Drene la grasa.

5. En la olla de cocción lenta, las capas alternas de la carne picada, los tallarines, el queso, la sopa, la salsa y el pepperoni.
6. Cocine en posición baja durante 4 horas.

La Hamburguesa Perfecta Básica

Ingredientes
- 2 libra de carne picada
- 2 /2 taza de migas de pan seco finas
- 2 huevo
- 2 /2 cucharadita de sal
- 2 /2 cucharadita de pimienta negra molida

Direcciones
1. Precaliente una parrilla al aire libre para el calor alto y ligeramente la parrilla de aceite.
2. En un tazón mediano, batir el huevo, la sal y la pimienta.
3. Coloque la carne picada y las migas de pan en la mezcla.
4. Con las manos o un tenedor, mezcle bien.

5. Forma en 4 empanadas de aproximadamente 4 /4 de pulgada de grosor.
6. Coloque empanadas en la parrilla preparada.
7. Cubra y cocine de 6 a 8 minutos por lado, o al grado de cocción deseado.

Mordeduras Del Día Del Juego

Ingredientes
- 2 cucharada de mayonesa
- 2 paquete de mezcla de sopa de cebolla seca
- 24 rollos de cena de 2 pulgadas cuadradas, divididos
- Mandril de carne picada de 2 libra
- 2 paquetede queso cheddar rallado

Direcciones
1. Precaliente el horno a 4 6 0 grados de F .
2. En un tazón mediano, mezcle bien el plato de carne molida, queso cheddar, mayonesa y mezcla de sopa de cebolla seca.

3. Spread incluso cantidades de la carne molida en la mitad inferior de cada rollo.
4. Coloque las mitades superiores, formando pequeños sandwiches.
5. Si usted compró los rollos en bandejas de aluminio, puede devolverlos a la misma sartén para hornear.
6. De lo contrario, colóquelas en una bandeja para hornear o en un molde para hornear.
7. Cubra la cacerola bien con papel de aluminio.
8. Hornee durante 4 0 a 4 6 minutos en el horno precalentado, o hasta que la carne esté bien cocida.

Picadillo De Abuela

Ingredientes

- 2 cucharada de perejil fresco picado
- 2 /2 cucharadita de ajo en polvo
- 2 /2 cucharadita de cebolla en polvo
- 2 /2 cucharadita de comino molido
- 2 /2 cucharadita de pimienta negra molida
- 1/2 cucharadita de laurel
- 4 onzas de aceitunas de estilo español
- 2 cucharadita de sal, o al gusto
- 2 calabaza pequeña, pelada y cortada en cubos
- 2 libras de carne picada magra
- 1/2 taza de aceite de oliva
- 2 /2 cebolla picada
- 2 /2 pimiento verde picado

- 2 cucharadas de ajo picado
- 2 latas de salsa de tomate 2 tazas de agua
- 2 /2 taza de vino tinto para cocinar
- 4 cucharadas de salsa picante
- 2 del sazon del paquete sazon

Direcciones

1. Cocine y revuelva la carne picada en una olla grande hasta que esté dorada, de 6 a 2 0 minutos.
2. Drene la grasa.
3. Caliente el aceite de oliva en una sartén pequeña a fuego medio.
4. Agregue la cebolla, el pimiento verde y el ajo; cocinar y revolver hasta perfumado, 2 a 4 minutos.
5. Revuelva en la carne en la maceta.
6. Vierta la salsa de tomate, el agua, el vino de cocina y la salsa picante en la olla.

7. Agregue el sazon, el perejil, el ajo en polvo, el polvo de cebolla, el comino, la pimienta y la hoja de laurel.
8. Llevar a ebullición; reducir el fuego a fuego lento y picadillo a fuego lento, descubierto, hasta que espese ligeramente, unos 2 0 minutos.
9. Dividir las aceitunas a la mitad con los dedos y mezclar en el picadillo.
10. Añadir calabaza. Cocine a fuego lento hasta que el líquido se reduzca, pero el picadillo no está seco, de 46 a 60 minutos.
11. Sazonar con sal.

Pan De Carne Con Salchicha Italiana

Ingredientes
- 2 cebolla picada
- 2 /2 taza de cereal de trigo caliente seco
- 2 /2 taza de leche
- 2 salsa inglesa de Worcestershire
- sal y pimienta para probar
- 5 libras de carne picada
- 4 de enlaces salchichas italianas, revestimiento removido
- 2 huevo batido
- 2 pimiento verde pequeño, picado

Direcciones
1. Precaliente el horno a 400 grados de F.

2. Picar finamente la salchicha. En un tazón grande combine la carne de res, la salchicha, el batido de huevo, el pimiento, la cebolla, el cereal, la leche, la salsa Worcestershire, la sal y la pimienta.
3. Mezclar y presionar en un molde de pan.
4. Hornee en el horno precalentado durante 2 hora, o hasta que esté bien cocido.
5. Drenar la grasa de la sartén periódicamente durante la cocción.
6. Dejar reposar 2 0 minutos antes de servir.

Sopa De Queso Hamburguesa

Ingredientes
- 2 diente de ajo picado
- 2 /2 cucharadita de sal
- 2 cubitos de caldo de carne de res, desmenuzado
- 2 libra de carne picada
- 2 2 /2 tazas de leche, dividida
- 4 cucharadas de harina para todo uso
- 2 /2 libra de queso americano procesado, cubed
- 1/2 cucharadita de pimienta de cayena
- 2 2 /2 tazas de agua
- 2 tazas de papas peladas y cubed
- 2 zanahorias ralladas
- 2 cebolla pequeña, picada

- 1/2 taza de pimiento verde picado
- 2 pimiento jalapeño, sin semillas y picado

Direcciones

1. En una cacerola grande a fuego medio, combine el agua, las patatas, las zanahorias, la cebolla, el pimiento, el jalapeño y el ajo.
2. Espolvorear la sal y el caldo sobre la mezcla.
3. Llevar a ebullición, luego reducir el fuego, cubrir y cocinar a fuego lento de 2 6 a 20 minutos, hasta que las patatas estén tiernas.
4. Mientras tanto, en una sartén grande a fuego medio, cocine la carne hasta que esté dorada; desagüe.

5. Revuelva la carne cocida y 2 tazas de leche en la sopa y caliente a través.
6. Combine restante 2 /2 taza de leche con harina, revolviendo hasta que esté suave; revuelva en la sopa. Llevar a ebullición baja y cocinar, revolviendo, hasta espesar, 4 minutos.
7. Reduzca el fuego a fuego bajo y agregue el queso hasta que se derrita.
8. Sazone con cayena.

Chili Rick

Ingredientes

- 2 libra de tocino, cortado en cubitos
- 2 libras de salchicha picante
- 4 libras de carne picada magra
- 2 de botella de hickory humo barbacoa salsa
- 2 /2 taza de chile en polvo
- 4 de latas de frijoles, sin escurrir
- 2 cuadrados de chocolate sin azúcar, picados
- 2 latas de salsa de tomate
- 2 latas peladas y cortadas en cubitos de tomate
- 2 tazas de cebolla picada
- 2 cucharada de condimento italiano

Direcciones

1. En una olla grande o un horno holandés a fuego medio,

combine la salsa de tomate, los tomates, la cebolla y el condimento italiano.
2. En una sartén grande a fuego medio, cocine el tocino hasta que esté ligeramente crujiente.
3. Escurrir y revolver en la olla.
4. En la misma sartén a fuego medio, cocine la salchicha hasta que esté dorada.
5. Escurrir y revolver en la olla.
6. En la misma sartén a fuego medio, cocine la carne hasta que esté dorada.
7. Escurrir y revolver en la olla.
8. Revuelva la salsa de barbacoa y el polvo de chile en la olla; probar y ajustar los condimentos.
9. Agregue los frijoles y el chocolate y cocine a fuego lento

hasta que los sabores estén bien mezclados. Servir.

www.ingramcontent.com/pod-product-compliance
Lightning Source LLC
LaVergne TN
LVHW011943070526
838202LV00054B/4780